NOUVELLES RECHERCHES

SUR

L'ABSORPTION DES MERCURIAUX

PAR VOIE DIGESTIVE

ET SUR

LEUR ACTION SUR LE SANG

PAR

Le Dr Charles BLAREZ

Chef des travaux chimiques et pharmaceutiques à la Faculté de Médecine et de Pharmacie de Bordeaux,
Chargé des fonctions d'agrégé près la même Faculté,
Licencié ès-sciences physiques, etc.

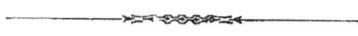

BORDEAUX

G. GOUNOUILHOU, IMPRIMEUR DE LA FACULTÉ DE MÉDECINE

11, — RUE GUIRAUDE, — 11

1882

e151

NOUVELLES RECHERCHES

SUR

L'ABSORPTION DES MERCURIAUX

PAR VOIE DIGESTIVE

ET SUR

LEUR ACTION SUR LE SANG

NOUVELLES RECHERCHES

SUR

L'ABSORPTION DES MERCURIAUX

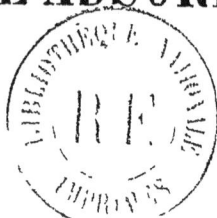

PAR VOIE DIGESTIVE

ET SUR

LEUR ACTION SUR LE SANG

PAR

Le Dʳ Charles BLAREZ

Chef des travaux chimiques et pharmaceutiques à la Faculté de Medecine et de Pharmacie de Bordeaux,
Chargé des fonctions d'agregé près la même Faculté,
Licencie es-sciences physiques, etc.

————→✠✠✠✠✠✠✠←————

BORDEAUX

G. GOUNOUILHOU, IMPRIMEUR DE LA FACULTÉ DE MÉDECINE

11, — RUE GUIRAUDE, — 11

——

1882

INTRODUCTION

———

Comment les médicaments métalliques pénètrent-ils dans le sang et que deviennent-ils, lorsqu'ils sont versés dans le courant circulatoire? Cette question est si difficile à résoudre, qu'elle n'a pu encore trouver une solution raisonnable et à l'abri de toute critique.

Mialhe, à la suite de recherches faites sur l'action des chlorures alcalins sur le calomel, conclut que ce dernier corps, de même que les sels insolubles de plomb, de mercure, d'argent, d'or, etc., devaient se transformer dans l'économie en sels solubles; et que ces nouveaux sels solubles, versés dans le sang, formaient, avec les principes albuminoïdes de ce dernier, des albuminates doubles qui restaient en dissolution. Voït émit, pour le mercure, les mêmes théories; et à l'heure actuelle, les thérapeutistes basent encore sur ces données, et tant qu'au fond, leur médication; quoique à la suite de ces assertions, Bucheim et Ottingen aient prétendu que le calomel lui-même formait avec l'albumine un composé assimilable; qu'Otto Graham ait admis que le calomel formait avec les chlorures du sang des sels doubles solubles; et qu'enfin, d'après des travaux plus récents de Voït et Overbeck, il devait se passer dans le sang des modifications importantes. Ces modifications attribuées à l'ozone du sang, auraient pour effet la formation d'un sel double soluble qui voyagerait ainsi dans l'organisme, ces faits en somme amenant comme résultat final des composés solubles analogues à ceux de Mialhe.

Ces théories sont-elles exactes ? Certains faits, plus ou moins récemment reconnus, permettent d'en douter.

A côté de ces opinions, il y en a d'autres qui consistent à admettre que les métaux, notamment le mercure, pénètrent dans l'économie, à l'état métallique, et produisent leur action en nature. Pour le mercure en particulier, Rabuteau a admis cette hypothèse, sans l'appuyer sur un nombre suffisant de faits précis.

En un mot, on ignore encore sous quelles formes chimiques les métaux pénètrent dans la circulation, et surtout on ignore ce qu'ils deviennent dans le sang, dans les tissus, et dans les organes de sécrétion par lesquels ils sont éliminés.

Chaque métal en particulier mérite d'être étudié d'une façon complète. De nombreuses expériences sur le cuivre, le plomb et le fer, nous ont démontré que sur chacun d'eux de nouvelles recherches étaient indispensables ; mais ce travail est de ceux qui réclament des années. Aussi, après avoir jeté quelques jalons, nous sommes-nous retranchés dans l'étude du mercure, nous réservant d'étudier ensuite les autres métaux.

Le plan de ce travail, qui servira de modèle à l'étude des autres corps, comprend deux parties :

1° Comment le mercure pénètre-t-il par voie digestive dans le sang ?

2° Que devient-il dans le sang ?

· Le sujet de ce travail a déjà été traité, en partie du moins, par de nombreux expérimentateurs. L'historique rapide des expériences et des conclusions des auteurs; historique que nous ferons à propos de chaque médicament en particulier, présentant des divergences parfois considérables dans les faits rapportés, nous nous sommes trouvé dans l'impossibilité de tirer des conclusions. Aussi avons-nous voulu soumettre de nouveau à l'expérience les médicaments mercuriaux, en choisissant comme moyen d'expertise, les procédés ordinaires de recherche et de dosage du mercure et des sels mercuriels, procédés auxquels nous avons ajouté ceux qui ont été indiqués par M. Merget (¹).

Même, M. Merget, considérant la nécessité de faire d'une façon sérieuse ce travail, a bien voulu nous aider non seulement par ses conseils, mais encore en faisant lui-même un grand nombre de recherches dans les liquides et les résidus solides, provenant de nos expériences. Aussi, qu'il nous soit permis de lui témoigner toute notre reconnaissance. Remercions aussi M. Th. Lys, qui, attaché bénévolement à notre laboratoire, n'a cessé de nous aider depuis plusieurs années dans toutes nos recherches et nos travaux.

(¹) M. Merget, *Comptes-rendus,* 1871. Le procédé de M. Merget est fondé sur le double fait du grand pouvoir diffusif des vapeurs mercurielles, et de la propriété dont elles jouissent de réduire énergiquement certains sels, tels que l'azotate d'argent ammoniacal et les chlorures des métaux précieux.

NOUVELLES RECHERCHES

SUR

L'ABSORPTION DES MERCURIAUX PAR VOIE DIGESTIVE

ET SUR

LEUR ACTION SUR LE SANG

PREMIÈRE PARTIE

DE L'INGESTION DES MERCURIAUX

Le mercure, lorsqu'on veut l'introduire comme ingesta pour le faire agir sur l'économie, peut être pris :

1° A l'état de protochlorure de mercure;
2° A l'état de protoiodure de mercure ;
3° A l'état de bichlorure de mercure ;
4° A l'état de biiodure de mercure;
5° A l'état de mercure métallique.

Ces corps peuvent être pris en nature ou bien mélangés avec d'autres substances, avec lesquelles ils constituent des médicaments composés.

Il y a donc à étudier:

1° L'action qu'exercent sur le mercure et ses sels, les

substances qu'habituellement on peut y unir pour former des médicaments composés ;

2° L'action sur la substance mercurielle et ses préparations, qu'exercent les différents principes contenus dans l'organisme depuis la bouche jusqu'au gros intestin.

Cette action ne peut être étudiée qu'imparfaitement, car la nature intime des sécrétions n'est qu'approximativement connue. Quoi qu'il en soit, les travaux récents de chimie biologique permettent de reproduire dans nos vases de chimie, en même temps que les liquides, la majeure partie des phénomènes qui se passent pendant la digestion. C'est ainsi que nous avons opéré.

Les formules qui ont été indiquées pour donner au mercure et à ses sels une forme pharmaceutique, sont tellement nombreuses que les retracer toutes serait un travail sinon impossible, tout au moins difficile, très long et inutile. D'un autre côté, il serait peut-être téméraire de vouloir extraire de cette longue liste un choix de formules, comme devant représenter les plus recommandables. Par ces motifs, au lieu de prendre des médicaments tout préparés, nous combinerons successivement avec le mercure et ses sels, les substances qui, le plus souvent, sont employées dans les officines comme excipients, véhicules, etc., etc.

Toutes ces substances peuvent se ranger dans l'un des groupes suivants :

1° Dissolvants; eau, alcool;

2° Principes sucrés; sucre candi, sucre ordinaire, lactose glycose, miel;

3° Principes gommeux;

4° Principes albuminoïdes;

5° Principes astringents ;
6° Principes acides, minéraux et organiques ;
7° Principes alcalins ;
8° Principes salins.

Ceci fait, il faudra étudier l'action de la salive et des corps qu'elle contient, du suc gastrique, du suc stomacal à jeun, des mucosités et des différents principes que l'on trouve dans les intestins.

CHAPITRE Ier

DES PROTOCHLORURE ET PROTOIODURE DE MERCURE

1° DU PROTOCHLORURE DE MERCURE

Le calomel est un corps insoluble; comment peut-il agir sur l'économie? Il agit, parce qu'il est susceptible de se dédoubler en de nouveaux corps. Le calomel est en effet altérable comme tous les composés du mercure. Et son altérabilité a été étudiée avec plus de soin par les auteurs que celle des autres composés mercuriels. Le calomel est du protochlorure de mercure, Hg_2Cl_2. On se sert habituellement de deux composés du mercure répondant à cette formule : le chlorure préparé par voie sèche et celui préparé par voie humide. Le chlorure mercureux par voie sèche, auquel on donne plus spécialement le nom de *calomel*, de *mercure doux* ou de *calomélas*, s'obtient en sublimant par l'action de la chaleur, un mélange intime de quatre parties de sublimé corrosif ou bichlorure de mercure, et de trois parties de mercure métallique. Le produit est lavé pendant longtemps jusqu'à ce qu'il n'abandonne plus de sels mercuriels aux eaux de lavage. Ce dernier produit est de nouveau vaporisé, et les vapeurs sont amenées dans une grande chambre où elles se solidifient avant d'en toucher les parois. Le *calomel* se présente alors à l'état pulvérulent.

Le chlorure mercureux préparé par voie humide et auquel on donne le nom de *précipité blanc*, s'obtient en précipitant par une quantité suffisante d'acide chlorhydrique une dissolution d'azotate mercureux. Le produit précipité est lavé avec soin.

Le chlorure mercureux est blanc, cristallisé lorsqu'il est sublimé. La chaleur le volatilise sans le fondre. Mais cette vapeur, qui se produit entre 420° et 500°, possède une densité anormale. Cette densité qui représente 4 volumes, montre que le chlorure mercureux s'est dédoublé en chlorure mercurique et en mercure. Erlenmeyer [1] a observé que cette dissociation commençait vers 360°. Debray [2] n'admet pas de dissociation, même à 440°.

La lumière exerce une action manifeste sur le chlorure mercureux. Il devient d'abord jaune, puis gris. Mais il n'est pas possible d'y déceler soit du mercure libre soit du sublimé. Ce fait est conforme aux expériences de Vogel [3] et contraire à ce qui est rapporté dans les ouvrages classiques [4].

L'eau froide, l'alcool froid, l'éther et les dissolvants ordinaires lorsqu'ils sont purs, n'exercent pas d'action sensible sur le calomel. Mais il n'en est pas de même si l'on fait agir ces corps en élevant la température [4].

Le chlorure mercureux est rarement pur [5]. Il contient presque toujours des traces infinitésimales de mercure libre que les réactifs de M. Merget peuvent seuls permettre de déceler, et il contient aussi du sublimé corrosif. Le calomel

[1] *Ann. der Chem. u. Pharm.*, t. CXXXI, p. 124.
[2] *Comptes-rendus*, t. LXVI, p. 1339.
[3] Vogel, *Recueil des savants étrangers* : De l'action de la lumière solaire sur les corps chimiques.
[4] *Dictionnaire de chimie*, de Wurtz, article *Mercure*.
[5] Roloff, *Anleitung zur Prufung der Arzneikoerper bey Apothcken-visitationen*, etc., et *Bulletin de pharmacie*, t. VI, p. 235.

que nous avons employé n'était pas d'une pureté absolue, car il contenait du mercure et du sublimé, mais, en quantités si inférieures à celles obtenues dans nos expériences, que nous ne pouvons pas admettre que nos résultats aient été entachés d'erreur pour ce motif. Ainsi, nous avons traité 20 grammes du calomel qui nous a servi, par 30 centimètres cubes d'eau distillée, à 20° de température, nous avons agité presque continuellement pendant plusieurs heures. Après dépôt le liquide filtré n'a point donné de coloration avec le sulfure de sodium, ni de précipité avec le protochlorure d'étain. Et le premier de ces réactifs, versé dans une solution de bichlorure, peut permettre de reconnaître aisément $\frac{1}{10}$ de milligramme de sublimé corrosif dissous dans 10 centimètres cubes d'eau. Notre calomel, tout en contenant du sublimé corrosif, en contenait moins de $\frac{1}{10}$ de milligr. pour 20 grammes. Il suffit de dire que nos essais ont tous roulé sur des quantités de calomel n'excédant pas 1 gramme [1].

§ I. — Action de l'eau distillée sur le calomel.

Les auteurs disent tous que le calomel est insoluble dans l'eau; cependant 1 partie de calomel se dissoudrait dans 12000 parties d'eau bouillante. Il a été constaté également que lorsqu'on faisait bouillir pendant longtemps du calomel avec de l'eau, il cédait à celle-ci une petite quantité de chlorure mercurique [2], et il restait une quantité correspondante de mercure mélangé au calomel inaltéré. D'après Guibourt, l'oxygène dissous dans l'eau serait absorbé et il

---

[1] D'après Devergie la sensibilité des sulfures alcalins pour le sublimé permettrait d'en déceler $\frac{1}{80000}$ dans une solution : avec celle du chlorure stanneux, la limite serait $\frac{1}{40000}$ d'après Overbeck et $\frac{1}{80000}$ d'après Schneider.

[2] Roloff, loc. cit., et Vogel : Sur la décomposition du calomel. (Journal de pharmacie, t. VIII, p. 156.)

se produirait un oxychlorure mercurique([1]). Enfin, dans ces derniers temps, Hoglan([2]) a constaté qu'à la température du corps et sous l'influence de l'eau, le calomel se transformait lentement en bichlorure de mercure.

Expérience. — Nous avons placé dans cinq tubes 0gr50 de calomel avec 50 centimètres cubes d'eau distillée. Le premier tube a été laissé à la température ordinaire (16°5); le second a été chauffé à 40°, le troisième à 60°, le quatrième à 80°, le cinquième à 99°8. Au bout de deux heures les liquides ont été filtrés. Dans la moitié du liquide de chaque tube nous avons ajouté du sulfure de sodium, et dans l'autre moitié une goutte d'acide chlorhydrique et une goutte de protochlorure d'étain.

Le tube n° 1 n'a rien donné.

Le tube n° 2 a donné une très légère teinte jaune avec le sulfure de sodium, et une teinte grise très légère avec le protochlorure d'étain.

Le tube n° 3 a donné une teinte jaune avec le sulfure, et une teinte grise avec le protochlorure d'étain.

Le tube n° 4 a donné une teinte jaune suivie de la formation d'un précipité après une demi-heure, avec le sulfure de sodium, et un précipité gris avec le chlorure stanneux.

Le tube n° 5 a donné au bout de quelques minutes un précipité avec le sulfure de sodium, et un précipité immédiat avec le chlorure stanneux.

Cette expérience, quoique approximative, nous a démontré que l'eau distillée exerçait sur le calomel une action décomposante et que cette action avait l'air de croître avec la température. Nous avons voulu alors étudier plus à fond cette question, en nous aidant par des dosages. Ces dosages, nous les avons effectués par reste au moyen de solutions titrées de sulfure de sodium et d'iode. C'est ce mode opératoire qui avait été adopté par Mialhe.

Pour titrer nos liqueurs, nous avons agi de la façon suivante :

([1]) *Dictionnaire de chimie,* de Wurtz, article *Calomel.* (*Journal de pharmacie,* t. XV, p. 315.)

([2]) *Chemical News,* t. XLII, p. 178, et *Chemiker Zeitung,* t. IV, 1880, p. 720.

1° Nous avons pris 10 centimètres cubes de solution de sulfure, nous y avons ajouté un peu d'empois d'amidon et, nous y avons versé de la solution d'iode au moyen d'une burette divisée en dixièmes de centimètre cube.

Il nous a fallu 8^{cc}8 de solution d'iode. Dans un second essai nous avons employé également 8^{cc}8 de solution. Dans un troisième essai fait sur 5 centimètres cubes de sulfure il a fallu 4^{cc}4 d'iode.

2° Dans une solution contenant 0^{gr}01 de bichlorure de mercure, nous avons ajouté 10 centimètres cubes de solution de sulfure. Après avoir chauffé légèrement et agité, nous avons filtré la liqueur. Le filtre a été soigneusement lavé, les eaux de lavage réunies, et le tout additionné d'empois d'amidon et traité par l'iode.

Il nous a fallu 6^{cc}8, une première fois, de solution d'iode. Dans un second essai, 6^{cc}75 ; dans un troisième, 6^{cc}8.

De ces données nous avons déduit ceci :

La différence entre 8^{cc}8 d'iode employé pour 10 centimètres cubes de sulfure et 6^{cc}8, quantité employée pour 10 centimètres cubes de sulfure après l'action de 0^{gr}01 de bichlorure de mercure, c'est-à-dire 8^{cc}8 — 6^{cc}8 = 2 centimètres cubes d'iode, correspondent à 0^{gr}01 de bichlorure. Qu'en conséquence, en opérant avec les mêmes solutions, chaque 0^{cc}2 d'iode non employé correspondra à 0^{gr}001 de bichlorure. Comme on peut être certain des $\frac{1}{10}$ de centimètre cube, il s'ensuit que les dosages ainsi effectués sont exacts au demi-milligramme.

Ceci établi et nos liqueurs étant dosées, nous avons effectué les expériences suivantes :

1re *Expérience*. — 1 gramme de calomel a été traité par 60 centimètres cubes d'eau distillée pendant 24 heures à la température ordinaire, et agité de temps en temps. Au bout des 24 heures, le liquide filtré a été additionné de 5 centimètres cubes de solution de sulfure; au bout d'une demi-heure, le liquide qui était parfaitement limpide, filtré de nouveau, le filtre lavé, etc., additionné d'empois, a absorbé 4cc4 d'iode.

Donc: 4cc4 — 4cc4 = 0, pas de sublimé produit.

2e Expérience. — 1 gramme de précipité blanc traité de la même façon a fourni un liquide, lequel, additionné de 5 centimètres cubes de sulfure, a absorbé après filtration 4cc4 d'iode.

Donc : 4cc4 — 4cc4 = 0, pas de sublimé produit.

3e Expérience. — 1 gramme de calomel et 60 centimètres cubes d'eau distillée ont été chauffés à 40°-42° au bain-marie et agités de temps en temps pendant 4 heures. Le liquide filtré, additionné de 5 centimètres cubes de sulfure, a absorbé, après filtration et lavage, 3cc9 d'iode.

Donc: 4cc4 — 3cc9 = 0cc5 ou $\frac{5}{2}$ = 2 milligr. 5 de sublimé produit.

4e Expérience. — 1 gramme de précipité blanc, traité à 40°-42° dans les mêmes conditions, a donné un liquide sulfureux qui a absorbé 4 centimètres cubes d'iode.

Donc: 4cc4 — 4cc = 0cc4 ou $\frac{4}{2}$ = 2 milligrammes de sublimé produit.

5e Expérience. — 1 gramme de calomel et 60 centimètres cubes d'eau ont été traités de la même manière, et pendant le même temps à une température de 60°-61°. Il y a eu 3cc6 d'iode absorbé.

Donc: 4cc4 — 3cc6 = 0cc8 ou $\frac{8}{2}$ = 4 milligrammes de sublimé produit.

6e Expérience. — 1 gramme de précipité blanc traité absolument de la même manière que le calomel de la 5e expérience, a absorbé 3cc6 d'iode.

Donc: 4cc4 — 3cc6 = 0cc8 ou $\frac{8}{2}$ = 4 milligrammes de sublimé produit.

7e Expérience. — 1 gramme de calomel et 60 centimètres cubes d'eau soumis pendant 4 heures à une température de 80° ont exigé 2cc7 d'iode.

Donc: 4cc4 — 2cc7 = 1cc7 ou $\frac{17}{2}$ = 8 milligr. 1/2 de sublimé produit.

8e Expérience. — 1 gramme de précipité blanc traité de la même façon a absorbé après l'addition du sulfure 2cc6 d'iode.

Donc: 4cc4 — 2cc6 = 1cc8 ou $\frac{18}{2}$ = 9 milligrammes de sublimé produit.

9e Expérience. — 1 gramme de calomel a été traité pendant 3 heures à une température de 99°4. Le liquide, traité comme les précédents, a absorbé 1cc2 d'iode.

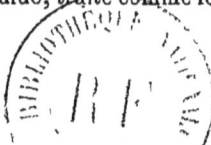

Donc: $4^{cc}4 — 1^{cc}2 = 3^{cc}2$ ou $\frac{3^2}{8} = 16$ milligrammes de sublimé produit.

10ᵉ Expérience. — L'opération précédente, faite sur le précipité blanc, a exigé $1^{cc}2$ d'iode.

Donc: $4^{cc}4 — 1^{cc}6 = 2^{cc}8$ ou $\frac{2^2}{2} = 14$ milligrammes de sublimé produit.

Ces expériences terminées, nous avons de nouveau vérifié le titre de nos solutions et nous avons constaté que ces titres n'avaient pas changé.

Le mercure métallique a été recherché et trouvé dans tous les résidus et en quantité croissante. Ce qui prouve bien que le protochlorure de mercure ne s'était pas simplement dissous, mais bien qu'il s'était dédoublé en bichlorure de mercure et en mercure métallique d'après la formule.

$$Hg_2 Cl_2 = Hg Cl_2 + Hg$$

Ces expériences montrent de la façon la plus irréfutable :

1° Que l'eau distillée aérée exerce sur le protochlorure de mercure une action décomposante ;

2° Que cette action croît avec la température ;

3° Qu'elle s'exerce d'une façon identique sur le protochlorure sublimé et sur celui obtenu par précipitation ;

4° Qu'à 40°, température voisine de celle du corps humain elle s'exerce d'une façon sensible.

Dans toutes ces expériences, le calomel et le précipité blanc ont donné des résultats analogues. Il est donc permis de croire que ces deux substances possèdent les mêmes propriétés, et que c'est à tort que l'on attribue une action beaucoup plus énergique au précipité blanc. Guibourt (¹)

(¹) Guibourt, *Journal de pharmacie,* t. XV, p. 324.

conclut du reste à la similitude des deux substances et croit que la fausse attribution faite au protochlorure précipité, était due à la confusion que l'on faisait de cette substance avec le précipité blanc de chloramidure de mercure.

Ces expériences nous ont montré également que pour des recherches de ce genre, la coloration plus ou moins grande produite par le sulfure de sodium, de même que la couleur plus ou moins grise du précipité produit par le protochlorure d'étain, pouvaient, jusqu'à un certain point, permettre des évaluations approximatives, si l'on opérait comparativement avec des solutions titrées. Ces dosages approximatifs sont au reste exécutés, pour le plomb et le cuivre, en maintes circonstances. Nous avons eu occasion d'employer souvent dans nos recherches ce mode opératoire.

Une seconde série d'expériences très nombreuses, faites avec des quantités très variables de calomel, nous ont démontré qu'entre les limites de $0^{gr}15$ ou $0^{gr}20$ à 1 gramme, la quantité d'eau restant constante, de même que la température, *la quantité de sublimé produite était sensiblement la même.*

Une troisième série d'expériences nous a appris que *la quantité de sublimé produite variait,* toutes choses étant d'ailleurs identiques, *avec la quantité d'eau employée.*

Dans une quatrième série d'expériences, nous avons fait varier la durée du contact et le nombre des agitations. Nous avons constaté que la quantité du sublimé produite augmentait avec le temps. Qu'à 40° elle croissait d'une façon très sensible pendant les deux premières heures, puis restait à peu près stationnaire. Qu'à 60°, en moins de temps, le premier effet était produit, mais si l'expérience se poursuivait la quantité de sublimé augmentait, mais très lentement.

Qu'à 80° l'effet produit était à peu près le même qu'à 60°, mais plus accentué. Qu'enfin, à 100° l'altération était très prompte et que la dissociation continuait d'une façon bien marquée.

Nous avons constaté aussi que le nombre d'agitations influait considérablement sur l'acte de dissociation. Aussi, lorsque l'on veut faire des expériences comparatives, faut-il placer les mélanges en même temps dans le même bain-marie, si l'on veut agir à la même température, et agiter un même nombre de fois.

Nous avons voulu savoir si l'air entrait pour quelque chose dans la réaction.

Nous avons, en conséquence, traité un même poids de calomel, à la même température, et pendant le même temps, par : 1° de l'eau distillée parfaitement pure, préparée au moment de nous en servir, bouillie et refroidie à l'abri du contact de l'air; 2° de l'eau distillée ordinaire préparée depuis plusieurs jours et contenant de l'air en dissolution. La quantité de bichlorure formé était sensiblement la même, l'intensité de la coloration avec le sulfure de sodium était cependant un peu plus intense dans le premier tube que dans le second.

Nous avons chauffé en tube scellé à 50° pendant quatre heures du calomel, 1 gramme, et de l'eau distillée, 40 grammes. Il y avait environ 50 centimètres cubes d'air emprisonné dans le tube. Après refroidissement, le tube a été ouvert sous l'eau et nous n'avons pas constaté d'absorption.

Enfin, pour savoir si le phénomène de la dissociation du calomel ne dépendait pas de la chaleur seule (ce qui était peu probable), nous en avons chauffé pendant longtemps à des températures variables, mais inférieures à 100°. Le proto-chlorure, traité ensuite par l'eau distillée et par l'éther n'a abandonné à ces véhicules aucune trace de sel mercuriel.

Tous ces faits peuvent nous permettre de formuler de la façon suivante l'action de l'eau distillée sur le chlorure mercureux.

L'eau distillée exerce une action altérante sur le protochlorure de mercure. Dans certaines limites, cette action dépend très peu de la quantité de chlorure mercureux mise en expérience. Elle dépend au contraire de la température avec laquelle elle croît; de la quantité d'eau employée avec laquelle elle est en proportion directe; de la durée du contact et surtout du nombre des agitations produites.

Des formules mathématiques ou des courbes pourraient représenter cette action; mais pour les établir, il faudrait un nombre considérable d'expériences; en effet, la quantité de calomel dissociée est fonction de la quantité mise en expérience (si on veut envisager le problème en dehors des limites que nous avons établies), de la température, de la quantité d'eau, de la durée de l'expérience et du nombre d'agitations.

§ II. — Action de l'alcool sur le protochlorure de mercure.

L'alcool est, après l'eau, le dissolvant général le plus employé. Il rentre dans un grand nombre de préparations pharmaceutiques et rentre dans notre alimentation.

L'alcool ne dissout pas le calomel. Néanmoins, si l'on chauffe ces deux corps ensemble, on peut observer un phénomène de dissociation en tout point comparable à celui qui se produit avec l'eau distillée. On trouve du sublimé corrosif dans le liquide et du mercure métallique dans le résidu. L'action est toutefois bien moins énergique qu'avec l'eau, s'il est permis de qualifier ainsi l'action dissociante de l'eau. Nous avons vérifié que pour les quantités de calomel, d'alcool, pour la durée des expériences, le nombre

des agitations, la température, les lois étaient sensiblement
les mêmes. Nous n'avons point effectué de dosages réels,
mais seulement des dosages comparatifs; nous avons même
trouvé que, toutes choses étant égales, le pouvoir dissociant
de l'alcool était quatre ou cinq fois plus faible que celui de
l'eau.

§ III — Action des substances sucrées sur le protochlorure de mercure.

Plusieurs observations sont consignées, dans lesquelles
on relate que du calomel uni au sucre, aurait produit des
empoisonnements [1]. On a dit aussi avoir trouvé dans ce
mélange du sublimé corrosif en certaine quantité [2]. Les
mêmes observations ont été faites sur des pastilles. D'autre
part le fait a été nié et la présence du sublimé attribuée
soit à l'impureté du calomel [3], soit à l'action des alcalis
ou des acides qui pourraient être contenus dans le sucre
employé [4]. M. Verne [5] conclut également à la non
influence du sucre sur l'altération du calomel.

En outre, plusieurs échantillons de pastilles de calomel,
examinés par M. Jolly, à l'époque où il fit ces recherches,
n'auraient pas contenu de bichlorure [6]. Vogel [7] a observé
cependant que le calomel chauffé avec du sucre en solution
devenait gris.

Nous avons établi des expériences comparatives avec de
l'eau distillée et des solutions de différentes substances

---

[1] Dr Polk, *Philad. Medical Times.*
[2] *Année médicale,* mai 1877, et *Journal de la Société de médecine de Caen.*
[3] Carlo-Bernardi, pharmacien à Milan, *Bull. farm.* de Pietro Viscardi, octobre 1876.
[4] M. Jolly, *Répertoire de pharmacie,* 1877, p. 545.
[5] *Répertoire de pharmacie,* 1879, p. 256.
[6] M. Jolly, *loc. cit..*
[7] Vogel, *Journal de pharmacie,* t. I, p. 249.

sucrées. A la température ordinaire il n'y a eu aucune formation de sublimé corrosif. A la température de 40°, le sucre candi, la saccharose ordinaire et la lactose ont donné des quantités de bichlorure sensiblement égales à celle formée par l'action de l'eau distillée seule. A la température de 100° il en a été de même.

Avec le miel et la glycose, il n'y a pas eu d'action à froid. A la température de 40° la quantité de bichlorure était plus faible que celle contenue dans l'eau distillée. A la température de 100° la solution de miel ne contenait plus de bichlorure, la solution de glycose en contenait des traces. La durée du contact a été pour tous ces essais de deux heures.

Tous les résidus contenaient du mercure libre ; mais il y en avait relativement beaucoup plus dans les résidus provenant de l'action de la glycose et du miel que dans ceux provenant de l'action de la saccharose et de la lactose.

Du calomel trituré avec du sucre et abandonné pendant un mois, contenait des traces de mercure libre et des traces de sublimé, plus proportionnellement que du calomel seul abandonné pendant le même temps dans les mêmes conditions.

Ces expériences démontrent que les substances sucrées n'exercent pas d'action marquée sur le calomel, qui est aussi bien dédoublé par l'eau seule que par l'eau les tenant en dissolution. On doit aussi remarquer que le miel et la glycose exercent une action spéciale dont le résultat est de détruire le bichlorure formé par l'action de l'eau, comme la quantité de mercure trouvée dans les résidus permet de l'établir. Ces résultats diffèrent un peu de ceux rapportés par M. Hoglan ([1]), qui prétend que le sucre, les acides organiques et le chlorure de sodium favorisent notablement la transformation du calomel.

([1]) Hoglan, *loc. cit.*

§ IV. — Action des substances gommeuses sur le protochlorure de mercure.

La gomme donne à l'eau distillée dans laquelle on la fait dissoudre, la propriété de décomposer un peu plus facilement le calomel. Les diverses expériences que nous avons faites nous ont démontré qu'à la température de 40° la quantité de bichlorure de mercure formée était un peu plus grande que celle formée avec l'eau distillée seule. A la température de 100° le liquide ne contenait plus que des traces de bichlorure de mercure, tandis que le résidu contenait plus de mercure libre que celui provenant de l'eau seule.

Nous avons examiné aussi quatre échantillons de pastilles au calomel.

Dans toutes nous avons trouvé du mercure libre; dans les deux premiers échantillons, des traces négligeables de bichlorure; dans le troisième, une quantité bien appréciable; dans le quatrième, une quantité assez grande pour précipiter rapidement par le sulfure de sodium et par le protochlorure d'étain. La gomme et le sucre n'altèrent que d'une façon insignifiante le calomel; l'altération devait provenir soit de l'impureté du calomel employé, soit de l'action prolongée de la lumière.

§ V. — Action des principes albuminoïdes sur le protochlorure de mercure.

L'action exercée sur le calomel par les substances albuminoïdes, particulièrement par le blanc d'œuf, a été indiquée dès 1840 [1]. D'après Selmi, le blanc d'œuf trans-

( ) F. Selmi, *Journal delle Scienze mediche di Torini*, 1841.

formerait le calomel en sublimé corrosif. Selmi tira même de
ses recherches les conclusions suivantes : 1° le blanc d'œuf
seul transforme le calomel en sublimé corrosif, avec mise
en liberté de mercure métallique ; 2° le blanc d'œuf dissout
le mercure mis ainsi en liberté ; 3° son action devient plus
énergique lorsqu'on l'agite au contact de l'air.

Grimelli (avril 1841) remarqua qu'en présence du blanc
d'œuf, les chlorures alcalins transformaient facilement le
calomel en sublimé corrosif.

L'action du blanc d'œuf est immédiate. et l'expérience
nous a montré que le blanc d'œuf naturel n'exerçait pas d'action plus énergique que l'albumine privée de chlorures. Le
sérum sanguin agit d'une façon identique. Les albuminoses,
notamment les peptones, exercent aussi sur le calomel une
action décomposante, mais cette action est bien moins
énergique que celle produite par l'albumine.

§ VI. — Action des principes astringents sur le protochlorure de mercure.

Les substances astringentes, comme le tannin, semblent
empêcher la décomposition du calomel par l'eau distillée.
Dans toutes les expériences que nous avons faites, nous
avons trouvé moins de sublimé corrosif produit, que dans
les traitements analogues faits avec l'eau distillée.

§ VII. — Action des principes acidès sur le protochlorure de mercure.

Il est inutile d'étudier ici l'action exercée par les acides,
concentrés minéraux ou organiques sur le calomel. On doit
au contraire étudier l'action de ces mêmes agents ramenés

à un état de dilution tel qu'ils puissent être comparés à ce qu'ils sont dans l'organisme.

Les acides minéraux que l'on rencontre dnns nos organes sont des acides chlorhydrique et phosphorique, qu'ils soient libres ou à l'état de pseudo-combinaisons dans lesquelles ils conservent une partie de leurs propriétés.

Acide chlorhydrique. — Klaproth ([1]) est le premier qui rapporte que le calomel se change en sublimé corrosif et en mercure sous l'influence de l'acide chlorhydrique étendu d'eau. En 1826, Guibourt ([2]) dit que le calomel se transformait en bichlorure lorsqu'on le faisait bouillir avec de l'acide chlorhydrique. M. Jolly ([3]) après avoir laissé en contact à 40° pendant 6 heures, 1 gramme de calomel avec 100 centimètres cubes d'acide chlorhydrique à 2 pour mille, a trouvé dans le liquide filtré 3 milligrammes de sublimé corrosif.

Les essais que nous avons faits avec de l'eau distillée d'une part et des solutions d'acide chlorhydrique à 1, 2 et 3 pour mille, nous ont démontré que l'action était identiquement la même. Il y a toujours eu la même quantité de bichlorure de mercure formée; de même que des proportions égales de mercure libre.

Acide phosphorique. — Des solutions étendues d'acide phosphorique nous ont donné des résultats analogues.

Donc, en résumé, les acides minéraux de l'organisme n'empêchent ni n'augmentent la décomposition du proto-

([1]) Klaproth, t. III, p. 187.
([2]) *Journal de chimie médicale,* 1826, p. 274, et *Journal de pharmacie,* t. XV, p. 320.
([3]) M. Jolly, *loc. cit.*

chlorure de mercure ingéré; décomposition qui s'effectue par le fait seul de l'eau et non par celui de ces agents.

Les acides organiques que nous avons soumis à l'expérience sont les suivants:

Acide acétique. — Cet acide, lorsqu'il est ajouté en petites proportions à de l'eau, ne modifie pas sensiblement le pouvoir dissociant de l'eau distillée.

Acide citrique. — Jolly (¹) a fait avec l'acide citrique une expérience qui lui a démontré que cet acide altérait le calomel. Nos expériences nous ont démontré qu'il n'en était rien, que le calomel n'était pas plus décomposé par les solutions étendues d'acide citrique, que par de l'eau distillée seule.

Acide tartrique. — Nous avons obtenu les mêmes résultats qu'avec l'acide citrique.

Acide lactique. — Il en est de même de l'acide lactique.

Ce dernier, pas plus que les acides tartrique ou citrique, ni que les acides phosphorique et chlorhydrique, n'ajoute à l'action de l'eau distillée. En leur présence le calomel est dédoublé en bichlorure de mercure et en mercure libre, tout comme s'ils ne s'y trouvaient pas.

A la suite de cette action, l'acide libre réagit à son tour sur le sel mercuriel et partage avec lui la base, proportionnellement à sa capacité de saturation dans les conditions où l'on se trouve. C'est probablement ce qui a fait dire à Bellini (²) que dans l'estomac il se formait du lactate de mercure.

(¹) M. Jolly, *loc. cit.*
(²) *Lo Sperimentale,* f sc VI, p. 634.

Acide cyanhydrique. — L'action de l'acide cyanhydrique sur le calomel, aperçue par divers pharmaciens depuis très longtemps. a été étudiée plus particulièrement par Cap[1] en 1820, par Régimbeau [2] en 1829; par Deschamps[3] d'Avallon en 1839, par Mialhe[4] en 1842 et 1843, et enfin par Bussy et Buignet.

Ces derniers auteurs[5] démontrèrent, en épuisant du calomel par de l'acide cyanhydrique au $\frac{1}{10}$, que ce dernier corps dédoublait purement et simplement le protochlorure de mercure en bichlorure et en mercure, comme l'indique la réaction suivante :

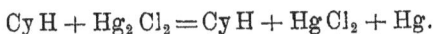

$$Cy\,H + Hg_2\,Cl_2 = Cy\,H + Hg\,Cl_2 + Hg.$$

Ces auteurs attribuèrent ce dédoublement du calomel sans production d'aucun composé cyanique de mercure, à l'affinité de l'acide cyanhydrique pour le bichlorure de mercure, comme ils l'avaient antérieurement démontré; et ils comparèrent cette action à celle exercée par l'acide chlorhydrique à chaud ou par celle de certains chlorures alcalins.

Pour démontrer le fait, ils prirent 1 gramme de calomel et ils le traitèrent à plusieurs reprises par de l'acide cyan-hydrique au $\frac{1}{10}$, jusqu'à ce que ce dernier corps n'enlevât plus rien. Le résidu noir insoluble, qui, selon eux, n'était autre chose que du mercure métallique, fut desséché et pesé : ils trouvèrent 0^{gr}42. D'autre part, les dissolutions cyanhydriques évaporées à siccité à une douce chaleur

---

[1] C.p, *Mémoires de la Société de medecine de Lyon,* 1827.
[2] *Journal de pharmacie,* t. XV, 1829, p. 522.
[3] *Id.,* 1839, p. 22.
[4] *Journal de pharmacie et de chimie,* mars 1843, p. 218.
[5] *Id.,* t. XLV, p 382.

laissèrent un résidu de 0^{gr}56. Ces nombres s'accordaient avec le dédoublement théorique correspondant à la formule ci-dessus.

Ces expériences sont-elles exactes? Dans tous les cas elles ne résolvent en aucune façon cette question si controversée. En effet, il n'est pas d'usage dans la confection des médicaments d'épuiser le calomel par un excès d'acide cyanhydrique au $\frac{1}{10}$. Nous avons repris sommairement la question et nous avons trouvé qu'elle était légèrement plus compliquée que ne l'avaient établi Bussy et Buignet.

Nous avons fait 1 litre de solution étendue d'acide cyanhydrique, nous avons pris 100 centimètres cubes de cette solution et nous y avons dosé l'acide cyanhydrique par le procédé de Liebig (azotate d'argent $\frac{N}{10}$ et chlorure de sodium).

Les 100 centimètres cubes ont absorbé 8^{cc}2 d'azotate d'argent, ce qui donne $8^{cc}2 \times 0,0054 = 0^{gr}04428$ d'acide cyanhydrique.

Un second essai a donné le même nombre.

500 centimètres cubes de cette solution ont été additionnés de 4 grammes de calomel et agités pendant dix minutes. Au bout de ce temps, 100 centimètres cubes de liquide éclairci par le repos ont été prélevés et traités par l'azotate d'argent, après addition de potasse et de chlorure de sodium.

Ces 100 centimètres cubes ont absorbé 4^{cc}1 de solution, ce qui fait $4^{cc}1 \times 0,0054 = 0^{gr}02214$ d'acide cyanhydrique, ou juste la moitié.

Au bout d'une heure, la même opération a été faite sur 100 nouveaux centimètres cubes, et la quantité d'acide cyanhydrique trouvée a été identiquement la même. Le lendemain, après quatorze heures de contact, la solution d'acide cyanhydrique qui n'avait pas été mise en contact avec le calomel contenait 0,04428 d'acide cyanhydrique;

celle mise en contact avec le calomel n'en contenait que
0,02214. Cette expérience et un grand nombre d'autres qui
nous ont donné des résultats analogues, montrent que
lorsqu'on fait agir l'acide cyanhydrique en solution étendue
sur le calomel, la moitié de cet acide disparaît en quelques
instants, tandis que l'autre moitié reste intacte dans le
liquide. Que devient donc la moitié disparue?

Ceci nous prouve que de nouvelles recherches sont néces-
saires pour éclairer ce point de la science. Mais ce sujet
s'écartant du présent travail, nous nous proposons d'en
faire une étude spéciale.

§ VIII. — Action des alcalis caustiques sur le protochlorure de mercure.

Tous ceux qui ont fait quelques recherches d'analyses
chimiques, ont pu constater que le calomel soumis à l'action
des alcalis prenait une couleur plus ou moins grise. quelquefois noire. L'action n'est donc pas douteuse. Dans ces
conditions, il se forme du protoxyde de mercure, du
mercure métallique, du bichlorure de mercure ; de plus, il
se précipite du bioxyde de mercure provenant de l'action
de l'alcali sur le bichlorure formé, en même temps qu'un
chlorure alcalin entre en dissolution. Cette action est très
complexe et varie avec les quantités respectives de substances mises en expérience.

L'action décomposante se produit avec les alcalis propre-
ment dits, comme la potasse et la soude, de même qu'avec
la chaux et la magnésie.

§ IX. — Action des sels sur le protochlorure de mercure.

Il est inutile de parler ici de tous les sels qu'on peut faire agir sur le calomel. Ceux qu'il importe le plus d'étudier sont ceux qui se trouvent dans tous nos tissus, nos sécrétions et dans les liquides que l'on ingère.

Chlorures alcalins. — Ils sont à tous les points de vue les plus importants à connaître.

A la suite d'un rapport de Vogel sur la mort d'un enfant auquel on avait administré des paquets contenant du sel ammoniac, du sucre et du calomel, Peten-Koffer démontra qu'en cette circonstance le calomel se transformait en sublimé. Mais ce fait fut démenti par un professeur de l'École supérieure de pharmacie de Paris. Mialhe (1) entreprit alors des recherches desquelles il conclut que :

1° Le calomel, en présence du chlorhydrate d'ammoniaque, du chlorure de potassium ou de sodium et de l'eau, se transformait en bichlorure de mercure et en mercure, soit que l'on opérât à une température de 40°, soit que ce fût à la température ordinaire;

2° C'était à la transformation du calomel en sublimé et en mercure, sous l'influence des sels marin et ammoniac, qu'il fallait attribuer les phénomènes pathologiques de la salivation mercurielle lors de l'ingestion du calomel;

3° Les grands mangeurs de sel de cuisine étaient plus sujets à saliver sous l'influence d'une médication calomélique que les autres;

(1) Mialhe, *Journal de pharmacie,* 1840, p. 108.

4° Les propriétés antisyphilitiques du calomel lui étaient communiquées, en tout ou en partie, par le sublimé et le mercure, auxquels sa décomposition chimique donnait naissance.

La transformation à froid du calomel sous l'influence des chlorures alcalins n'avait pas été observée par Hervy, préparateur de Caventou, ni par Guibourt qui combattit l'opinion de Mialhe dans un mémoire qu'il publia sur une question chimico-légale. Néanmoins, exception était faite pour le sel ammoniac, auquel on attribuait d'un commun accord la propriété de transformer à froid le calomel en bichlorure et en mercure.

Larocque (¹), après une série de recherches sur ce même sujet posa les conclusions suivantes :

1° Le calomel ne se transformait pas en bichlorure et en mercure sous l'influence des chlorures alcalins, lorsqu'on opérait à la température ordinaire. Exception était faite pour le chlorhydrate d'ammoniaque ;

2° La transformation avait toujours lieu, lorsque l'on portait les mélanges de chlorures, de calomel et d'eau à l'ébullition ;

3° L'éther enlevait à une solution de bichlorure une grande partie du sel en dissolution ;

4° Les chlorures alcalins dissolvaient dans ces expériences une petite quantité de chlorure mercureux, facilement décelable par l'hydrogène sulfuré.

(¹) *Journal de pharmacie,* juillet 1843, p. 9.

Cette communication obligea Mialhe ([1]) à reprendre ses recherches et il put répondre :

1° Qu'à la température ordinaire les chlorures alcalins transformaient au contact de l'air le protochlorure de mercure en bichlorure;

2° Que le composé mercuriel qui prenait naissance n'était pas identiquement le même à froid, que celui qui se produisait lorsque l'on portait le mélange à l'ébullition ;

Dans le premier cas il se formait du bichlorure de mercure et de l'oxyde de mercure sans précipitation de mercure métallique, tandis qu'à chaud il se produisait seulement du bichlorure de mercure et il y avait constamment précipitation de mercure.

3° Que l'éther n'enlevait pas le sublimé accompagné d'oxyde de mercure ;

4° Que le même dissolvant n'enlevait pas non plus le sublimé formé par l'action du chlorhydrate d'ammoniaque, quoique dans ce dernier cas la proportion de sublimé soit plus grande ;

5° Que les chlorures alcalins ne dissolvaient pas le calomel à l'état de protochlorure, le composé dissous lui ayant donné tous les caractères des parcelles de mercure.

Mialhe avait à cœur de faire partager son opinion sur l'action causée par les chlorures alcalins sur le calomel.

([1]) *Annales de chimie et de phys.*, juin 1842, et *Journal de pharmacie et de chimie*, octobre 1843, p. 277.

C'était, en effet, sur cette action qu'était fondée sa théorie sur l'absorption du mercure.

Les expériences de dosage du mercure dans les essais nombreux faits par ce chimiste sont exactes. Dans un grand nombre d'essais comparatifs, nous avons retrouvé sensiblement les mêmes nombres ; mais toutes ces expériences ne prouvent rien. En effet, Mialhe a opéré avec une solution dite *liqueur d'essai,* qui était ainsi composée :

Chlorure de sodium......................	0^{gr}60
Chlorhydrate d'ammoniaque..............	0^{gr}60
Eau distillée...........................	10 grammes.

Cette liqueur se trouve-t-elle dans nos tissus ? dans notre estomac ? en un mot, dans une partie quelconque de notre corps ? Non, elle ne s'y trouve pas, et c'est pour cela que l'on ne doit pas avoir à compter avec elle.

M. Jeannel ([1]), dans une série de recherches pour expliquer la théorie de la dissolution du calomel dans l'organisme, établit au reste le peu d'action exercée sur cette substance par les solutions étendues de chlorures alcalins. M. Jolly ([2]), après avoir fait agir pendant six heures, à la température de 40°, 100 centimètres cubes de solution de chlorure de sodium à cinq pour mille sur 1 gramme de calomel, constata, au moyen du dosage volumétrique du mercure de J. Personne (avec l'iodure de potassium), qu'il s'était formé 1 milligramme de sublimé corrosif. Nous avons voulu effectuer la même expérience en dosant le mercure par l'iodure de potassium, et nous n'avons pas réussi ; mais nous avons été plus heureux en suivant la marche que nous avions déjà employée, en étudiant l'action de l'eau distillée sur le calomel.

[1] *Journal de médecine de Bordeaux,* 1869, p. 71.
[2] M. Jolly, *loc. cit.*

Nous avons fait les expériences suivantes :

1° 0^{gr}50 de calomel ont été délayés dans 100 centimètres cubes d'eau distillée. Ce mélange a été chauffé à 40° pendant trois heures. Le liquide contenait 4 milligrammes de bichlorure de mercure.

2° 0^{gr}50 de calomel ont été délayés dans 100 centimètres cubes d'eau tenant en dissolution 0^{gr}50 de sel marin. Ce mélange, chauffé à la même température pendant le même temps et agité un même nombre de fois, a fourni un liquide filtré qui contenait 4 milligrammes de bichlorure de mercure.

D'autres expériences, faites avec des quantités variables d'eau et de calomel, nous ont démontré que le chlorure de sodium en solution étendue (5 °/$_{oo}$), ce qui est à peu près la proportion qui existe dans les liquides de l'organisme, n'activait en aucune façon, à la température de 40°, la dissociation du calomel. Ce dernier se dédoublait donc de la même façon qu'avec l'eau distillée seule.

Cependant, si l'on augmente la température, la quantité de bichlorure produite est plus élevée lorsqu'on emploie des solutions salées, même légères, que si l'on emploie de l'eau pure. Disons aussi que le chlorhydrate d'ammoniaque fait exception, en ce que, même en solution étendue, il donne beaucoup plus de sublimé que l'eau pure et il en produit même à la température ordinaire, quoique en quantité très minime.

Voilà donc une partie de cette fameuse théorie de Mialhe réduite à néant. Toutefois, il est bon d'observer que si les chlorures alcalins n'interviennent pas d'une façon notoire sur la décomposition du calomel, il n'en est pas moins vrai que ce corps se dédouble en mercure et en bichlorure de mercure ; car, dans ces essais, comme dans ceux faits avec l'eau distillée. on retrouve du mercure dans les résidus.

Carbonates alcalins. — La plupart des liquides dé notre organisme sont alcalins, et cette alcalinité est due à des carbonates et à des bicarbonates.

M. Jeannel ([1]) a montré l'action énergique qu'exerçaient sur le calomel les carbonates et les bicarbonates de potasse et de soude. Il a trouvé que l'action que ces sels exerçaient sur le calomel, était considérablement plus forte que celle des chlorures alcalins, et que l'eau potable exerçait aussi une action décomposante à 40°, grâce au bicarbonate de chaux qu'elle contenait.

Nous avons fait des essais comparatifs à la température de 40° en faisant agir sur du calomel, de l'eau distillée, de l'eau ordinaire et des solutions très étendues (au $\frac{1}{1000}$) de carbonate et de bicarbonate de soude. L'eau ordinaire contenait plus de bichlorure que l'eau distillée, et les solutions de carbonate et de bicarbonate en contenaient de notables quantités.

Jusqu'à présent les carbonates alcalins sont donc, de toutes les substances de l'organisme, celles qui exercent la plus grande action décomposante sur le calomel.

Dans les résidus de nos opérations se trouvait du mercure libre.

Sulfures alcalins. — L'hydrogène sulfuré et les sulfures alcalins décomposent le calomel avec formation de sulfure noir de mercure, et mise en liberté de chlorure alcalin ou d'acide chlorhydrique sans action sur le sulfure formé.

([1]) *Journal de médecine de Bordeaux,* 1869, p. 71.

§ X. -- Que devient le protochlorure de mercure lorsqu'il est ingéré ?

Le calomel est pris à jeun ou bien pendant la digestion, Dans le premier cas, il est d'usage de faire suivre son inges-tion d'une quantité variable de véhicule. Ce dernier se trouve donc en contact avec le calomel pendant un certain temps, et, grâce à la température du corps, produit sur le calomel une action décomposante. Dans l'estomac, le calo-mel rencontre aussi une certaine quantité de salive avalée pendant la nuit et du suc stomacal. Dans la majorité des cas, ces sucs. de même que la salive, sont alcalins, et ils exercent une action décomposante sur le calomel, d'où il résulte une formation de bichlorure de mercure et de mer-cure libre. Le bichlorure de mercure se forme avec la salive en proportion sensiblement égale à celle qui se formerait avec l'eau ordinaire, comme il résulte de nos expériences, et ce sublimé ne précipite pas la salive mixte, salive avec laquelle nous avons opéré. Le sublimé formé dans l'estomac peut bien y être absorbé avant de pénétrer dans l'intestin. Comme il est en solution très étendue, il n'irrite que très peu la muqueuse stomacale.

Le calomel passe au bout d'un certain temps dans le duo-dénum. Là, en contact avec la muqueuse et son suc alcalin, il se transforme partiellement ; le bichlorure produit au con-tact même de cette muqueuse et s'y trouvant en quantité relativement forte, irrite cette membrane sur une étendue plus ou moins considérable, et cette irritation a pour effet d'activer considérablement la sécrétion. Cette sécrétion incessante empêche l'absorption du bichlorure, ce qui fait que le calomel, lorsqu'il arrive dans le gros intestin, quoique en grande partie décomposé, comme il est facile de le voir par la recherche du mercure métallique, n'a produit d'autres effets que ceux d'un purgatif irritant.

A doses très faibles le calomel se décompose presque uniquement dans l'estomac ou dans les premières portions de l'intestin, et il peut alors s'absorber sans produire une irritation suffisante pour amener un effet purgatif.

Pendant les digestions, les substances albuminoïdes et le suc gastrique exercent sur le calomel une action décomposante beaucoup plus énergique. Nous avons fait des digestions artificielles en présence de calomel, avec viande et suc gastrique artificiel; le produit de la digestion contenait une quantité assez considérable de mercure en dissolution et le résidu une grande quantité de mercure libre. Dans ces conditions le bichlorure formé reste uni aux produits de la digestion. Il est à l'état de peptonate mercurique. Si la quantité de calomel est trop grande pour être décomposée entièrement dans l'estomac, l'excès passe dans l'intestin et il y produit par sa décomposition une irritation capable d'amener l'effet purgatif. La combinaison de peptone et de bichlorure de mercure peut être absorbée, soit dans l'estomac, soit dans l'intestin, comme les peptones ordinaires.

2º — DU PROTOIODURE DE MERCURE.

Le protoiodure de mercure dont on fait usage s'obtient par l'union directe du mercure à l'iode. On triture ensemble dans un mortier 10 parties de mercure et 6 parties 2 d'iode, en prenant la précaution d'ajouter de l'alcool au mélange. Lorsque le mercure a complètement disparu, on lave le produit à l'alcool bouillant pour lui enlever le biiodure de mercure qu'il contient toujours; puis on le sèche à l'abri de la lumière à une température modérée.

On a proposé un grand nombre de procédés pour la préparation de ce corps dans le but de le rendre moins altérable, on n'est pas parvenu à faire sous ce dernier rapport un produit irréprochable.

Lorsqu'il est récemment préparé, le protoiodure de mercure constitue une poudre d'un vert jaunâtre foncé. La lumière l'altère promptement. Il en est de même du temps, car, conservé dans des flacons jaunes ou noirs, ou même dans l'obscurité la plus complète, il se dédouble insensiblement en mercure et en biiodure de mercure. S'il est conservé sous l'eau, il est beaucoup plus stable. Nous avons expérimenté sur un produit préparé le jour même.

Action de l'eau distillée. — L'eau distillée est sans action sur le protoiodure de mercure pur. A froid et à 40° nous n'avons pas obtenu, au bout de trois heures, de précipité ni de coloration avec le sulfure de sodium, ni de précipité avec le protochlorure d'étain. Le résidu, desséché à une basse température, contenait du mercure libre, comme le produit lui-même avant l'action de l'eau distillée.

La même expérience faite avec un protoiodure ancien a donné un liquide qui contenait un sel soluble de mercure, le sulfure de sodium et le protochlorure d'étain ayant donné des précipités.

Action de l'alcool. — L'alcool est sans action sur le protoiodure de mercure bien préparé. Cela n'est pas étonnant, puisqu'on traite ce sel par l'alcool bouillant pour le purifier. Le protoiodure ancien abandonne à l'alcool du biiodure de mercure.

Action des substances organiques neutres et pures. — Les substances organiques neutres et pures ([1]) ajoutées à de l'eau

([1]) Sucres, gomme.

distillée, ne provoquent pas un dédoublement bien sensible
du protoiodure de mercure.

Action des principes acides. — Nous avons fait agir sur le
protoiodure de mércure des solutions très étendues d'acide
chlorhydrique, d'acide phosphorique, d'acide lactique et
d'acide citrique. Au bout de trois heures, à la température
de 40° et après avoir employé à peu près le même poids de
sel mercureux et le même volume de liquide, nous avons
constaté que les liquides contenaient très sensiblement la
même quantité de sel mercuriel en dissolution. Le même
essai était fait avec du protochlorure de mercure et la même
solution d'acide chlorhydrique, et nous avons trouvé que la
quantité de sel mercuriel produite était plus forte avec le
protoiodure qu'avec le protochlorure.

Les acides faibles exercent donc une action décomposante
bien marquée sur le protoiodure de mercure. Dans ces
conditions, le sel est d'abord dédoublé, et l'acide libre réagit
sur le biiodure pour partager le mercure avec l'iode, selon
les lois de la statique chimique.

Action des sels alcalins. — En solution concentrée, le sel
marin réagit énergiquement sur le protoiodure de mercure.
Il en provoque le dédoublement et facilite la solubilité du
biiodure. En solutions très étendues, l'action décomposante
est très faible, quoique sensible. Les carbonates alcalins, de
même que les bicarbonates, en solution au $\frac{1}{1000}$ exercent aussi
une action très faible, quoique plus marquée que celle du
chlorure de sodium. Ces dernières substances réagissent
comparativement beaucoup plus sur le calomel. L'eau distillée seule réagit aussi beaucoup plus sur le calomel que ne
le fait la solution de chlorure de sodium étendue sur le
protoiodure.

Ces expériences nous montrent qu'inversement à ce qui se passe pour le calomel, les acides étendus sont les agents de décomposition du protoiodure de mercure.

Nous ne voulons pas nier que dans l'organisme une partie du protoiodure ne se transforme en bichlorure, mais notre avis est que c'est la plus petite quantité. La plus grande partie en effet se transformant en biiodure.

Le protoiodure ingéré à jeun doit être moins actif que le protochlorure de mercure. S'il est ingéré en quantité notable, il ne doit pas non plus provoquer une purgation intense et longtemps soutenue comme le fait le calomel, car sa décomposition par les liquides alcalins est beaucoup plus faible, et la majeure partie du médicament a le temps de parcourir tous les intestins et même d'être expulsée, avant d'avoir subi une décomposition bien avancée.

Pendant la digestion, les phénomènes sont changés. Le protoiodure se trouve en présence du suc gastrique qui est acide. Il se décompose donc en grande partie en formant du biiodure, du bichlorure et du mercure métallique, les iodures et chlorures mercuriques se transforment en peptones solubles.

Des digestions artificielles faites avec du protochlorure et du protoiodure, nous ont montré que celles faites en présence de ce dernier corps, contenaient plus de mercure en solution que celles faites avec le protochlorure. Les résidus des produits digérés en présence du protoiodure contenaient beaucoup plus de mercure libre que ceux provenant de la digestion faite en présence du protochlorure.

On peut donc conclure, qu'à jeun et à doses répétées le calomel est plus actif que le protoiodure de mercure, et que pendant la digestion, au contraire, le protoiodure est plus énergique que le calomel.

CHAPITRE II

DES BICHLORURE ET BIIODURE DE MERCURE

1° DU BICLHORURE DE MERCURE.

Le bichlorure de mercure ou sublimé corrosif a pour formule $HgCl_2$. On le prépare en sublimant un mélange intime de 50 parties de sulfate mercurique, 50 parties de chlorure de sodium décrépité et 5 parties de bioxyde de manganèse.

Ce corps se présente en masses blanches. Il est soluble dans l'eau, dans l'alcool et dans l'éther.

En solution il est assez facilement réduit par un grand nombre d'agents. Il donne du calomel et quelquefois du mercure. Les corps dits réducteurs, comme les acides sulfureux, hypophosphoreux et phosphoreux, le protochlorure d'étain, produisent facilement cette réduction.

Action de l'eau. — L'eau n'exerce pas sur le bichlorure de mercure d'autre action que celle de le dissoudre. Si cependant on abandonne à la lumière des solutions étendues au cent millième, on voit qu'au bout d'un certain temps la quantité de bichlorure diminue d'une façon sensible.

Nous avons exposé à la lumière diffuse du laboratoire une solution de bichlorure au cent millième. Au bout d'un mois, cette solution traitée par le sulfure de sodium, comparativement avec une solution récente, au même titre, a donné une coloration beaucoup moins intense.

Action des substances sucrées. — La même solution de bichlorure mise en contact avec de l'eau tenant en dissolution d'une part du sucre ordinaire et d'autre part du miel, a fourni des résultats à peu près analogues à ceux fournis par l'eau seule.

Ces faits sont conformes à ceux déjà observés [1].

Action des matières albuminoïdes. — Les matières albuminoïdes, albumine, sérine, peptones, donnent avec le bichlorure de mercure d'abondants précipités. Ces précipités sont solubles dans un excès de substance albuminoïde. Ces faits parfaitement connus ont suggéré l'idée d'administrer le chlorure mercurique à l'état d'albuminate ou de peptonate. Pour préparer ces produits qui ne doivent pas précipiter avec la sérine du sang, on ajoute le plus souvent du chlorhydrate d'ammoniaque ou du chlorure de sodium qui facilite la dissolution du précipité. Néanmoins ces solutions ne sont pas stables. Elles se décomposent d'une façon continue en donnant un dépôt qui contient beaucoup de mercure, tandis que la liqueur surnageant ce dépôt renferme une quantité de sel mercurique beaucoup plus faible.

Action des principes acides. — Les principes acides exercent

[1] Henry, *Solubilité du muriate de mercure au maximum et sur l'altération qu'il éprouve dans les sirops antisyphilitiques, robs, décoctions*, etc. (*Bulletin de pharmacie*, t. III, p 193) — *Observations de Boullay sur l'altération* etc. (*Id*, t. III, p 202.)

sur le bichlorure de mercure, une action qui se rattache à
l'action générale des acides libres sur les sels; c'est-à-dire qu'il
se forme un partage qui correspond à la plus grande quantité de chaleur dégagée dans les conditions de l'expérience.

Certains acides organiques, comme l'acide formique,
agissent comme corps réducteurs, en produisant du calomel
si l'on opère à froid, et du mercure métallique si l'on opère
à chaud.

Action des principes alcalins. — Les alcalis caustiques
donnent avec le bichlorure de mercure un précipité jaune
orangé de bioxyde de mercure, ou bien un précipité
d'oxychlorure dans le cas où il sont en très petite quantité
par rapport au bichlorure. Les carbonates et les bicarbonates alcalins donnent de l'oxychlorure.

Action des sels. — Les chlorures alcalins contractent avec
le bichlorure de mercure des combinaisons qui ont pour
effet de donner de nouveaux sels beaucoup plus solubles.

Ingéré, le bichlorure de mercure étant dissous, peut bien
s'absorber en nature. Mais il peut aussi contracter combinaison avec les principes albuminoïdes qu'on rencontre dans
l'estomac et les intestins, surtout au moment de la digestion,
et suivant la quantité de substances, donner des produits
solubles ou insolubles; de plus, une partie du sel peut être
réduite à l'état de calomel et ensuite de mercure, comme on
peut le démontrer par la présence constante du mercure
métallique, dans les résidus de digestions artificielles faites
en présence de sublimé corrosif. Mais en général la
majeure partie du produit ingéré est absorbée, ce qui fait
de ce produit l'un des plus dangereux poisons que nous
connaissions. Son absorption doit se faire dans l'estomac

et les premières portions de l'intestin grêle, car en présence des principes alcalins de cette partie du tube digestif, il se modifie en composés moins solubles et par suite moins absorbables.

2° DU BIIODURE DE MERCURE.

A côté du bichlorure de mercure vient se ranger le bi-iodure. Ce corps s'obtient par double décomposition en faisant agir une solution de 10 parties d'iodure de potassium sur une autre solution de 8 parties de bichlorure de mercure. Le précipité qui se forme est lavé à l'eau distillée, puis séché.

Il se présente sous la forme d'une poudre d'un beau rouge ; mais il peut cristalliser, fondre à 238° et se transformer en une modification jaune.

Action de l'eau. — Ce corps est peu soluble dans l'eau, néanmoins sa solution aqueuse est encore très énergique.

Action de l'alcool. — Le biiodure de mercure se dissout dans ce liquide plus que dans l'eau surtout à chaud.

Action des substances organiques pures et neutres [1]. — Ces substances n'agissent pas énergiquement sur ce corps et n'en augmentent pas sensiblement la solubilité.

Action des principes acides. — Tous les acides que l'on rencontre dans l'économie exercent sur le biiodure de mercure une action très énergique, même quand ces agents sont en solutions très diluées. Il se forme en cette circons-

[1] Sucres, gomme.

tance non seulement des sels mercuriques dont l'acide est celui qui a été employé, mais de l'acide iodhydrique qui dissout une quantité notable de biiodure. Si l'on vient à traiter le produit de ces actions par le chlorure stanneux, on obtient un précipité jaune très abondant d'iodure intermédiaire représenté par la formule Hg_4I_6, en même temps que de l'iodure mercureux et du mercure libre.

Action des principes alcalins. — Ces corps décomposent le biiodure de mercure avec formation d'oxydoïodure mercurique et d'iodure alcalin, qui dissout à son tour une notable proportion de biiodure.

Action des principes salins. — Les sels alcalins, notamment le chlorure de sodium, facilitent beaucoup la solubilité du biiodure de mercure. Mais l'action du sel marin n'est pas comparable à celle de l'iodure de potassium qui transforme l'iodure mercurique en de l'iodhydrargyrate d'iodure de potassium, corps éminemment soluble et de tous les composés mercuriels celui dont l'action est le plus énergique.

Ingéré, le biiodure de mercure subit des altérations dont l'effet est de donner un composé très soluble. Il forme en somme peu de résidu, et se trouve en conséquence absorbé presque en totalité. Cependant, dans les résidus de digestion, on trouve du mercure métallique, ce qui indique qu'il y a eu décomposition d'une partie de ce sel.

CHAPITRE III

DU MERCURE MÉTALLIQUE

Le mercure métallique est aussi employé à l'intérieur et sert de base à bon nombre de médicaments mercuriels. On a employé maintes fois du mercure liquide à la dose de 200 et 500 grammes dans le cas de volvulus sans qu'il se soit produit le moindre symptôme d'intoxication.

L'eau aérée bouillie pendant un certain temps avec du mercure contient des traces de ce métal.

Du suc gastrique mis en contact avec du mercure coulant à la température ordinaire ne contenait pas, au bout de 24 heures, de sel mercuriel en solution. Une digestion artificielle faite avec ce même mercure a fourni une solution qui contenait du mercure. Par conséquent le mercure métallique est susceptible de s'absorber à l'état de sel.

Du mercure éteint dans de la gomme et ajouté ainsi en petite quantité : à de l'eau distillée ; à de l'eau ordinaire ; à une solution faible (2 pour mille) d'acide chlorhydrique ; à une solution faible de chlorure de sodium ; à du suc gastrique artificiel ; à du suc gastrique et de l'albumine ; après avoir été chauffé pendant six heures à une température de 40°, a abandonné à tous ces liquides, des quantités notables de mercure qui existait à l'état de sel.

Walsren ([1]), de Berlin, affirme à la suite de nombreuses expériences que le mercure qui existe dans la pommade mercurielle, de même que dans les autres préparations faites par la trituration du mercure avec différentes substances, existait en partie à l'état d'oxyde ou de sous-carbonate oxydé. Boullay ([2]) combattit non seulement l'existence du sous-carbonate oxydé de mercure, mais encore l'existence, dans la pommade mercurielle, d'aucuns composés du mercure. Vogel ([3]) confirma l'opinion de Boullay. Enfin une commission composée de Dufilho, Destouches, Duponchel et Chamseru ([4]) rapporta que l'onguent mercuriel, qu'il soit fait avec de la graisse récente ou rance, ou même oxygénée, ne contenait que du mercure métallique à l'état de très grande division, de même que dans les préparations gommeuses et saccharines.

Il est reconnu aujourd'hui que du mercure impur, tel que celui qui se trouve dans les préparations dont il est la base, se recouvre à l'air d'une pellicule grisâtre, qui n'est autre chose qu'un mélange de mercure métallique et d'oxyde rouge. Il est incontestable que la division extrême du métal favorise cette modification, et qu'en conséquence toutes les préparations faites avec le mercure lui-même contiennent une quantité variable d'oxyde rouge de mercure. Le mercure gommeux que nous avions préparé, mis en contact avec de l'eau après une exposition de plusieurs jours à l'air, a abandonné à cette eau une quantité de sel mercuriel telle, que nous avons obtenu immédiatement des

[1] *Bulletin de pharmacie,* 1810, p. 193.
[2] *Id.,* 1810, p. 248.
[3] *Id.,* 1810, p. 252.
[4] *Id.,* 1810, p. 268.

précipités avec le sulfure de sodium et avec le protochlorure d'étain. Il y avait eu formation d'un sel mercuriel dont l'acide avait été pris à la gomme.

Par conséquent, les préparations mercurielles à base de mercure agissent lorsqu'elles sont ingérées, non-seulement par le mercure métallique très divisé qu'elles contiennent, mais encore par l'oxyde mercurique qui s'y trouve contenu, oxyde qui contracte facilement combinaison, principalement avec les chlorures alcalins.

IIe PARTIE

DE L'ACTION DES MERCURIAUX SUR LE SANG

Le mercure est absorbé avec les substances qui l'accompagnent, et qui sont comme lui dans l'estomac ou dans les intestins.

Le mercure peut se trouver à l'état métallique et très divisé. Il peut se trouver à l'état de sels dissous. Il peut encore se trouver à l'état d'albuminates mercuriels solubles ou de peptonates.

Ces substances sont absorbées principalement par les capillaires sanguins, peut-être aussi, mais dans tous les cas en bien moindre quantité, par les chylifères.

Quoi qu'il en soit, le sel mercuriel arrive en contact avec le sang, ce milieu intérieur de Claude 'Bernard. Qu'y produit-il?

Rappelons sommairement que le sang, qui paraît rouge, est formé par un liquide qu'on appelle plasma, qui contient en suspension un nombre considérable de petits corps de formes spéciales, qu'on appelle des globules ou hématies. A côté de ces hématies, se trouvent en proportion variable et, dans tous les cas, bien moindre, des globules particuliers qu'on désigne sous le nom de globules blancs ou leucocytes.

Nous laissons de côté, comme n'intervenant pas directement dans nos expériences, les autres globules, comme les hématoblastes de Hayem, qu'on a rencontrés dans le sang.

Le plasma est un liquide incolore ou ambré ; il est filant, à réaction alcaline, et ne tardant pas, lorsqu'il est sorti des vaisseaux, à se prendre en une gelée transparente. Cette gelée se contracte peu à peu en expulsant un liquide albumineux, au sein duquel nage un caillot presque incolore. Ce caillot, c'est la fibrine; le liquide albumineux, c'est le sérum.

Le sérum est un liquide transparent qui contient en dissolution des substances albuminoïdes en grande quantité, et, en petite quantité, des substances diverses comme de l'urée, de la glycose, de la lécithine, un pigment particulier, un ferment soluble saccharifiant, et des sels de sodium, de potassium, de calcium et de magnésium, à l'état de chlorures, de phosphates, de carbonates et de sulfates; enfin des gaz, oxygène, azote, acide carbonique.

Le principe albuminoïde qui domine dans le sérum, c'est la *sérine,* substance qu'on rencontre aussi dans la lymphe, le chyle, le lait, les liquides séreux. Cette sérine est soluble dans l'eau. Si l'on chauffe sa solution, elle commence à se troubler vers 60° et se coagule complètement à 73°.

Les acides coagulent la sérine, à l'exception des acides acétique, orthophosphorique et pyrophosphorique. Un grand nombre de sels produisent aussi la coagulation de cette substance, et, au premier rang, nous devons placer les sels mercuriques. Mais, si l'on fait agir sur ce coagulum un excès de *sérine,* le précipité disparaît et le liquide devient clair. C'est, au reste, le premier phénomène qui se produit lorsqu'un sel mercuriel quelconque pénètre dans le sang.

Les globules rouges du sang ou hématies sont circulaires et déprimés au centre. Ils ont un diamètre moyen de

7 millièmes de millimètre, et existent dans le sang en quantités variables. Néanmoins, à l'état normal, on en compte 5 millions environ par millimètre cube.

L'eau altère profondément les globules rouges du sang. Elle les distend, les gonfle et leur fait perdre leur couleur. Au bout d'un certain temps, le globule est réduit en un stroma incolore, tandis que l'eau s'est chargée de la matière colorante. Les solutions gommeuses, sucrées, de chlorures alcalins, modifient profondément la forme des globules, lorsqu'elles sont concentrées; mais si elles sont étendues, elles agissent comme l'eau pure.

La matière colorante que les globules sanguins abandonnent à l'eau, a reçu le nom d'*hémoglobine* ou d'*hématocristalline*. Cette dernière substance, qui est de nature albuminoïde, est très complexe; elle renferme du carbone, de l'hydrogène, de l'azote, de l'oxygène, du soufre et du fer. L'hémoglobine est très altérable; les acides, les alcalis et beaucoup d'autres causes provoquent son dédoublement en différentes substances, au nombre desquelles on trouve l'hématine, qui emporte avec elle tout le fer, une ou plusieurs albumines spéciales, qui emportent avec elles tout le soufre. et en différents autres corps, tels que certains acides gras, comme l'acide formique, butyrique, etc.

Pour les acides, Preyer a établi quatre modes bien distincts d'action sur l'hémoglobine, et il divise, en conséquence, les acides en quatre groupes :

1° Les acides qui ne précipitent pas l'hémoglobine, mais qui ne déterminent dans ses solutions que des changements optiques; ce sont les acides gras volatils, les acides lactique, malique, tartrique, citrique. oxalique, orthophosphorique, etc.;

2° Les acides qui coagulent l'hémoglobine à chaud et pas à froid, comme l'acide carbonique et l'acide pyrogallique;

3° Les acides qui la coagulent à froid : azotique, sulfu-rique, chromique, chlorhydrique ;

4° Acides qui la coagulent à toute température, et pour tout degré de concentration, comme l'acide métaphospho-rique.

Les sels métalliques réagissent diversement sur l'hémo-globine.

L'action des mercuriaux solubles sur le sang a en somme été assez peu étudiée.

Il est rapporté toutefois que, dans les cas d'intoxication mercurielle, le sang présentait des caractères spéciaux non comparables à ceux d'un sang tout à fait sain. Mais les auteurs ne s'accordent pas sur la nature de ces modifications.

En 1865, le docteur Polotebnow a opéré directement sur le sang, au moyen d'une solution de sublimé corrosif dans du sérum de cheval. Il a fait agir cet albuminate sur du sang de chien défibriné, comparativement avec du sérum non additionné de sublimé.

Le sérum bichloruré produisit un précipité qui se déposa assez rapidement et qui contenait les globules sanguins.

Le sérum seul ne produisit pas de précipité analogue, c'est-à-dire rapide. Le docteur Polotebnow arriva par l'ana-lyse chimique et microscopique aux conclusions suivantes :

1° Les globules rouges du sang de chien défibriné, traité par le sérum seul, se détruisent lentement, et d'autant plus lentement qu'on a mis moins de sérum. Ils ne perdent que peu à peu leur hématine. ·

2° Sous l'influence d'une solution de sublimé corrosif, presque tous les globules deviennent sphériques et ne peuvent revenir à leur forme première, sans doute par la perte de l'élasticité de leurs enveloppes. Ils sont, en outre, promptement détruits, et d'autant plus vite que l'on ajoute davantage de la solution mercurielle. Si l'on agite longtemps le mélange, ou qu'on le porte pendant 30 à 40 minutes à 37° ou 38°, la destruction est encore plus rapide. Les globules perdent aussi leur pigment, proportionnellement à la quantité de sublimé employé.

Il en conclut que le sublimé détruit les globules sanguins, en les déformant, et en leur faisant perdre leurs principes constituants, hématine (¹) et pigments.

Le professeur Gubler a également démontré, que le mercure, à une certaine dose, exerçait une action destructive sur les globules rouges du sang. Les expériences du professeur Gubler, faites sur le vivant, viennent confirmer celles faites par Polotebnow sur du sang retiré des vaisseaux. Le savant expérimentateur dont nous parlons, opéra sur des lapins et leur administra pendant longtemps du calomel, à la dose de $0^{gr}02$ à $0^{gr}04$ par jour, et à d'autres lapins du sublimé corrosif, par voie hypodermique, aux doses croissantes de 0,001, 0,002, 0,003, 0,004 et 0,005 milligrammes par jour.

Il fut amené à établir les conclusions suivantes :

1° Qu'aux doses où le mercure avait été administré, il y avait toujours hypoglobulie;

2° Que les doses restant constantes, l'hypoglobulie allait toujours progressant, comme si le médicament s'accumulait dans l'économie;

3° Que les doses augmentant, l'hypoglobulie augmentait aussi, mais en proportion plus considérable que l'augmentation des doses, ce qui semblait bien prouver encore que le mercure s'accumulait;

4° Que le traitement mercuriel cessant, l'hypoglobulie cessait aussi.

(¹) Le Dr Polotebnow entend-il par hématine, la substance chimique dont nous connaissons la composition exacte, et qui est représentée par la formule $C_{48} H_{51} Fe_3 A_6 O_9$?

Pendant ces derniers temps, M. Merget [1], dans le cours de ses recherches sur le mercure, a observé que les peptonates, de même que les albuminates mercuriques, mélangés à du sang, et à des solutions d'hémoglobine, occasionnaient la formation immédiate d'abondants précipités. Dans tous ces précipités, M. Merget constata qu'il existait du mercure libre, et il observa en même temps, notamment avec le sang, que le liquide qui surnageait le précipité ne contenait plus de sels mercuriels.

Nous avons refait ces expériences sur le sang et sur l'hémoglobine, et nous avons vérifié l'exactitude de celles faites par M. Merget. Nous avons ensuite mis en digestion dans des vases différents :

De la viande hachée et soigneusement lavée, du suc gastrique artificiel chlorhydrolactique et du calomel; puis d'autre part du protoiodure de mercure, du sublimé corrosif et du biiodure de mercure. Après douze heures d'exposition dans une étuve à 40° et d'agitations fréquentes, nous avons filtré le produit sur un filtre de papier double préalablement mouillé. Le liquide filtré a été exactement neutralisé par du bicarbonate de soude, puis refiltré et versé dans du sang d'une part, et dans une solution d'hémoglobine d'autre part. Avec tous ces produits nous avons obtenu des précipités abondants. Cependant, ceux obtenus avec les produits de digestion du biiodure, étaient bien moins considérables que les autres.

Une digestion analogue faite en même temps, mais sans addition de sel mercuriel, nous a donné un liquide ayant tous les caractères d'une solution de peptone et ne précipitant, après neutralisation, ni le sang, ni l'hémoglobine.

Les faits précédents et cette expérience nous ont fait nous poser cette question :

[1] *Journal de médecine de Bordeaux*, juin 1882.

Les mercuriaux, lorsqu'ils sont absorbés par voie digestive, restent-ils dans le sang? Nous ne le pensons pas. En effet, dans les cas d'empoisonnement par les combinaisons mercurielles on retrouve beaucoup plus de mercure dans les organes, le foie, les reins, le cerveau, etc., que dans ce, liquide. Même sans qu'il y ait empoisonnement, le même phénomène se produit. MM. Mayençon et Bergeret, de Lyon, ont, au reste, fait sur des lapins des expériences qui le démontrent. Ils injectèrent 0^{gr}01 de sublimé et sacrifièrent l'animal deux heures après [1]. Ces auteurs ont constaté que le mercure s'accumulait dans le foie et dans les reins, et qu'on en trouvait relativement peu dans le sang. Ils ont constaté, de plus, que lorsqu'on donnait une seule dose de mercure, l'élimination était complète et paraissait être achevée en vingt-quatre heures. Nous ne croyons pas qu'il en soit toujours ainsi, car ayant administré du calomel 1^{gr}50 à un lapin, ce dernier fut très malade pendant vingt-quatre heures, au bout desquelles il se rétablit d'une façon apparente. Quarante heures après l'administration du calomel, nous trouvâmes le lapin mort. Les organes détruits furent examinés, et nous constatâmes la présence du mercure, en quantité notable dans le foie, les poumons et le cœur, les reins, puis les muscles et le cerveau. Les contenus de l'estomac et des intestins renfermaient du mercure libre et aussi du mercure à l'état de combinaison.

D'un autre côté, lorsque le traitement mercuriel a été

[1] MM. Mayençon et Bergeret recherchent le mercure de la façon suivante : Ils commencent par détruire les matières organiques, par l'acide chlorhydrique et le chlorate de potassium. Dans le liquide acide ils plongent un fil de platine et un fil d'aluminium ou de fer, unis ensemble. Au bout de quelque temps ils retirent le couple, ils le lavent, et le mettent au-dessus d'un vase qui dégage du chlore (le métal déposé sur le platine se transforme en chlorure); ils essuient le fil avec du papier imprégné d'iodure de potassium. S'il y a du mercure il se forme une raie rouge.

continué pendant un certain temps, on retrouve du mercure dans les urines, longtemps après la dernière absorption du médicament. Au reste, ces observations ne sont pas contestées, et il est universellement admis que le mercure reste en certaine quantité dans notre organisme, et qu'il ne s'élimine que d'une façon insensible. Il a été observé, dans certains cas, que le mercure ainsi fixé dans nos tissus y restait pendant des années. Mais, d'un autre côté, il est reconnu depuis longtemps, et même démontré depuis 1844 par Natalis Guillot et Melsens, que l'iodure de potassium favorise l'élimination du mercure. On a même dit que l'iodure de potassium, administré à des personnes anciennement soumises à un traitement mercuriel, aurait produit chez ces personnes de la salivation, alors même qu'elles n'auraient plus présenté de signe d'intoxication mercurielle.

Tous ces faits nous ont engagé à étudier plus à fond, l'action des mercuriaux sur le sang et principalement sur l'hémoglobine.

Nous avons fait les expériences suivantes :

Une solution d'hémoglobine a été additionnée de peptone mercurique (¹) en quantité suffisante pour que le liquide surnageant le précipité, fût complètement décoloré.

(¹) La peptone mercurique que nous avons employée avait été préparée de la façon suivante :

1re SOLUTION. — Bichlorure de mercure..................	2	grammes.
Chlorhydrate d'ammoniaque...........	3	—
Eau distillée...........................	100	—
2e SOLUTION — Peptone Chapoteau.....................	3	grammes.
Eau distillée...........................	108	—

Les deux solutions mélangées furent additionnées de

Glycerine pure...	24	grammes.

Le tout fut filtré jusqu'à limpidité parfaite.

Le précipité fut recueilli sur un filtre, lavé avec soin, et l'analyse démontra :

1° Qu'il contenait du mercure libre ;

2° Qu'il contenait du mercure combiné ;

3° Que les éléments constitutifs de l'hémoglobine n'étaient pas complètement détruits, car après avoir placé sur une plaque de verre. un peu de précipité avec une trace de chlorure de sodium et de l'acide acétique cristallisable, nous avons obtenu des cristaux d'hémine (chlorhydrate d'hématine).

Le liquide qui surnageait le précipité contenait du mercure à l'état de sel.

La même expérience a été faite avec de l'albuminate mercurique(¹), et elle a donné des résultats tout à fait analogues.

Nous avons ensuite soumis une nouvelle solution d'hémoglobine à l'action du vide et de l'acide carbonique. Après un certain nombre d'opérations de ce genre, nous avons traité la solution d'hémoglobine réduite par de la peptone mercurique et de l'albuminate mercurique. Les précipités se produisirent avec les mêmes caractères; toutefois, ils étaient beaucoup plus foncés et se déposaient beaucoup plus rapidement.

Il est donc certain que les mercuriaux, lorsqu'ils sont à l'état de peptonates ou d'albuminates, solubles dans le sérum, exercent une action décomposante sur l'hémoglobine; que cette dernière soit oxygénée ou qu'elle soit réduite.

Dans dix tubes semblables, nous avons placé une même quantité d'une solution d'oxyhémoglobine et nous avons

---

(¹) L'albuminate de mercure que nous avons employé a été préparé de la même façon et avec les mêmes doses que la peptone mercurique. Nous avons seulement remplacé la solution de peptone par de l'eau albumineuse. Cet albuminate s'altère au bout de que'ques jours, mais bien moins vite que la peptone mercurique.

ajouté dans chacun de ces tubes, 1, 2, 3, 4, 5, 6, 7, 8, 9, 10 centimètres cubes d'un mélange de peptone mercurique 1 partie et eau distillée 3 parties.

Dans une série de tubes parallèles nous avons opéré avec de l'albuminate mercurique, également étendu de trois fois son volume d'eau distillée.

Dans l'une et l'autre série, nous avons constaté, au bout de quelques heures de repos, que la quantité du précipité, c'est-à-dire *la quantité d'hémoglobine précipitée, était proportionnelle à la quantité de peptonate ou d'albuminate employée.*

Nous avons ensuite fait l'expérience suivante :

Dans une solution d'hémoglobine nous avons versé une certaine quantité de peptone mercurique, mais en quantité insuffisante, pour précipiter complètement l'hémoglobine. Le liquide rouge surnageant le précipité, séparé par filtration, a été traité par le chlorate de potasse et l'acide chlorhydrique. Le liquide provenant de cette action ne contenait que des traces excessivement faibles de mercure.

Le mercure du peptonate entre donc, presque en totalité, en combinaison avec l'hémoglobine.

Le précipité mercuriel, traité par différents corps, se comporte de diverses manières. Ainsi :

Il se dissout immédiatement en donnant un liquide rouge, lorsqu'on le traite par l'iodure de potassium. Il se dissout également dans les chlorures alcalins concentrés. Ces nouvelles solutions donnent au spectroscope les deux raies qui caractérisent l'hémoglobine.

Les acides acétique, oxalique, tartrique, orthophosphorique, formique et lactique le dissolvent également. Mais le liquide, examiné au spectroscope, montre la bande d'absorption caractérisant l'hématine en solution acide.

Les acides chlorhydrique, métaphosphorique, azotique, sulfurique ne le dissolvent pas.

L'action des acides a donc beaucoup d'analogie, avec celle que ces mêmes agents exercent sur l'hémoglobine et que nous avons rapportée à la page 53. Les acides qui ne coagulent 'pas l'hémoglobine, mais qui en déterminent le dédoublement, dissolvent le précipité mercuriel. Ceux qui coagulent cette substance ne le dissolvent pas.

Les alcalis, potasse et soude, les carbonates alcalins ne dissolvent pas le précipité. Il en est de même de l'eau, de l'alcool, de l'albumine et de la peptone pure en solution.

Avec les sels mercuriels dont nous avons parlé dans la première partie de ce travail, la substance qui traverse les membranes absorbantes du tube digestif ne peut donc se trouver qu'aux états suivants :

1° A l'état de chlorure; soit bichlorure simple, bichlorure combiné à un sel alcalin, bichlorure uni à de l'albumine ou à de la peptone;

2° A l'état d'iodure; soit de biiodure simple, de chloro-iodure, d'iodoiodure; ces combinaisons étant en nature ou à l'état d'albuminate ou de peptonate;

3° Enfin si l'acide lactique existe dans l'estomac, à l'état de lactate.

Quoi qu'il en soit, il y a beaucoup de raisons pour que l'absorption se fasse sur des mélanges variables de tous ces produits. De plus, lorsque le sel pénètre dans le sang avant de trouver les globules, il trouve le plasma et se transforme en albuminate; s'il n'y existe déjà ou s'il n'existe à l'état de peptonate. C'est pour avoir été imbu de cette idée, que nous avons surtout cherché à étudier l'action des peptonates et des albuminates mercuriques sur le sang et sur l'hémoglobine.

Néanmoins nous avons fait agir sur cette substance certains autres sels mercuriels, ou certains mélanges qu'on peut administrer tout faits ou qui peuvent se former dans l'économie par des raisons de milieu.

Le biiodure de mercure de même que le bichlorure, lorsqu'ils sont en solution, donnent avec l'hémoglobine un précipité. L'on a prétendu, que le bichlorure ne donnait avec l'hémoglobine un précipité qu'à la longue, qu'après avoir d'abord dédoublé l'hémoglobine en hématine et en principes albuminoïdes qui précipitaient à leur tour par le bichlorure. Pourquoi, s'il en était ainsi, le précipité redissous dans l'iodure de potassium donne-t-il une solution qui possède la couleur et les propriétés optiques de l'hémoglobine?

L'iodure mercurique additionné d'iodure de potassium (solution de Gibert) ne précipite ni l'albumine du sérum, ni l'hémoglobine, du moins immédiatement. Additionné de sel marin en certaine quantité, il agit de même.

Le chlorure mercurique, également additionné d'une assez grande quantité de sel marin, ne précipite plus ni le sérum ni l'hémoglobine.

Les solutions d'hémoglobine ainsi traitées conservent leurs propriétés optiques.

Le lactate mercurique acide ne précipite pas l'hémoglobine, mais la solution présente au spectroscope les caractères de l'hématine en solution acide.

Certains sels, notamment le cyanure mercurique, ne précipitent pas non plus l'hémoglobine.

Ces faits ne pourraient-ils pas servir à expliquer les différences qu'on a observées dans l'action des mercuriaux? Les iodures de mercure, de même que les cyanures n'exercent-ils pas sur l'économie, une action mixte dans laquelle on ne reconnaît plus que partiellement les effets de la préparation mercurielle[1]? On pourra objecter, il est vrai, que ces médicaments agissent aussi par l'iode et le

[1] *Arch. f. Path. anat.*, t. XXXI, p. 117.

cyanogène et que les actions propres à ces corps peuvent bien être la cause'de la façon d'agir toute spéciale qui les caractérise, Ceci n'est pas répondre, car si le fait existe, c'est grâce à l'iode et au cyanogène que l'action du mercure est modifiée.

En conséquence, et en nous appuyant sur les quelques expériences que nous avons faites, nous sommes porté à reconnaître plusieurs actions bien distinctes exercées par le mercure :

1° L'action du mercure en nature, que nous n'avons pas étudiée, des mains plus expérimentées que les nôtres en ayant déjà surabondamment démontré les effets.

2° L'action des mercuriaux qui ne forment pas de précipité dans le sang, qui ne réagissent ni sur le sérum ni sur les globules. — Les effets de ces corps, si ces effets restaient uniques quoique très énergiques, seraient de courte durée, l'élimination du médicament devant se faire rapidement.

3° L'action des mercuriaux produisant dans le sang des modifications importantes, et donnant lieu à la formation de produits insolubles. Ces produits, qui se fixeraient dans les organes, ne s'en échapperaient, par résorption, que peu à peu.

4° Enfin, et ce qui arrive le plus souvent, un effet mixte dû à la réunion des phénomènes produits par les trois genres de mercuriaux que nous venons de désigner.

Ce travail n'est qu'ébauché, nous croyons néanmoins avoir mis la main sur quelques faits très importants. Les chaleurs de l'été ne nous permettant pas de continuer nos expériences sur le sang et sur l'hémoglobine, nous nous voyons dans la nécessité de renvoyer à une époque plus propice la suite de ces recherches.

CONCLUSIONS GÉNÉRALES

———

1° — Ingestion.

Quel que soit l'état dans lequel se trouve le mercure lorsqu'il est ingéré, il se divise dans les organes digestifs en trois parties bien distinctes; parties qui peuvent varier en quantité.

1° Il se forme toujours du mercure libre. Ce dernier, qui est dans un état de division extrême peut bien être absorbé en nature et entrer dans le sang, où il produirait les mêmes phénomènes que ceux que l'on observe lorsque le corps est absorbé par voie respiratoire (M. Merget).

2° Il se forme un composé mercuriel soluble, soit un sel simple, un sel double, un albuminate, un peptonate, suivant la nature du médicament ingéré, et la nature des substances qu'il rencontre dans l'estomac. En un mot un composé absorbable.

3° Il se forme un composé non absorbable et qui est rejeté par les fèces.

2° — Absorption et action sur le sang.

C'est la seconde des parties désignées ci-dessus qui est absorbée. Suivant la nature du principe mercuriel, il peut,

5

s'il est sans action sur le sérum ou l'hémoglobine, rester dissous dans le plasma, circuler avec lui dans tout l'organisme : et si ce genre de mercuriaux possède une action, ce qui n'est pas douteux, celle-ci doit être très promptement produite. Le principe mercuriel peut aussi réagir sur l'hémoglobine, et dans ce cas, commencer par détruire un nombre de globules plus ou moins considérable. Il peut contracter combinaison avec elle, et ce corps insoluble, ayant pris naissance au milieu du sang, peut en être expulsé et logé dans les organes par suite d'obstruction et de désorganisation de capillaires. Mais, dans ce cas, le corps précipité renferme toujours du mercure libre ; aussi, à l'action désorganisatrice du principe mercuriel viendra se joindre l'action propre au mercure en nature. De plus, la destruction continue qu'éprouve le précipité mercuriel, par suite de résorption d'une partie des éléments qui le constituent, a pour effet la mise en liberté d'une certaine quantité de mercure en nature.

Ne trouve-t-on pas en effet que le mercure s'accumule dans le foie ? Cela n'est pas étonnant, le foie possédant le premier réseau capillaire par lequel le sang, doit passer, lorsqu'il arrive de l'intestin.

3° — Éli ination.

Le mercure qui existe en dissolution dans le plasma, s'il ne s'y modifie pour donner du mercure métallique ne doit pas tarder à s'éliminer et cela par les voies ordinaires d'élimination, principalement l'intestin et les reins. N'a-t-on pas en effet constaté qu'au bout de peu de temps certains mercuriaux absorbés apparaissaient dans les urines ? Pour ce qui est du mercure qui a contracté combinaison avec l'hémoglobine, c'est autre chose. Cette matière est insoluble dans les différents liquides de l'économie, notamment dans le plasma. Elle reste alors fixée dans nos organes, mais formée de principes divers, elle se détruit lentement en donnant du mercure libre. Une autre cause d'élimination existe, elle est due à la présence du sel marin dans les liquides de l'organisme, sel qui dissout une petite quantité de cette combinaison. Il y a aussi l'acide lactique formé dans les muscles; comme cet acide dissout facilement le principe mercuriel, il est probable qu'il est un agent puissant d'élimination. Ne trouve-t-on pas que les muscles renferment beaucoup moins de mercure que les autres organes dans les cas d'intoxication mercurielle? Ce n'est pas que les muscles soient moins riches en vaisseaux sanguins que les autres parties du corps, c'est plutôt, selon nous, que les muscles formant de l'acide lactique éliminent très rapidement le composé mercuriel.

Enfin, vient-on à administrer de l'iodure de potassium à une personne anciennement soumise à un traitement mercuriel? On voit les symptômes du mercurialisme se reproduire et l'élimination du mercure recommencer d'une façon manifeste. Cet effet est dû apparemment à la propriété que possède l'iodure de potassium de dissoudre le composé mercuriel logé dans nos tissus et, en faisant repasser ce mercure dans le sang, produire des effets nouveaux.

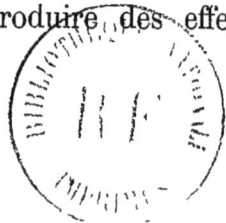

TABLE DES MATIÈRES

DEUXIÈME PARTIE. — **De l'action des mercuriaux sur le sang.**

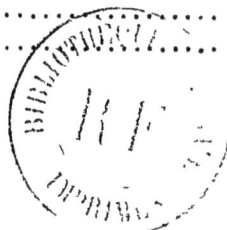

Bordeaux. — Imp. G. GOUNOUILHOU, rue Guiraude, 11.